La Conférence Internationale

CONTRE

LA TUBERCULOSE

BERLIN, 23-26 octobre 1902.

Docteur Léon DERECQ,
Médecin en chef du Dispensaire de l'Œuvre des Enfants tuberculeux,
Médecin de l'Hôpital d'Ormesson.

MACON
IMPRIMERIE GÉNÉRALE, X. PERROUX

1903

Conférence Internationale contre la Tuberculose
BERLIN, 23-26 octobre 1902.
Après la première séance. — Déjeuner offert aux Délégués français.

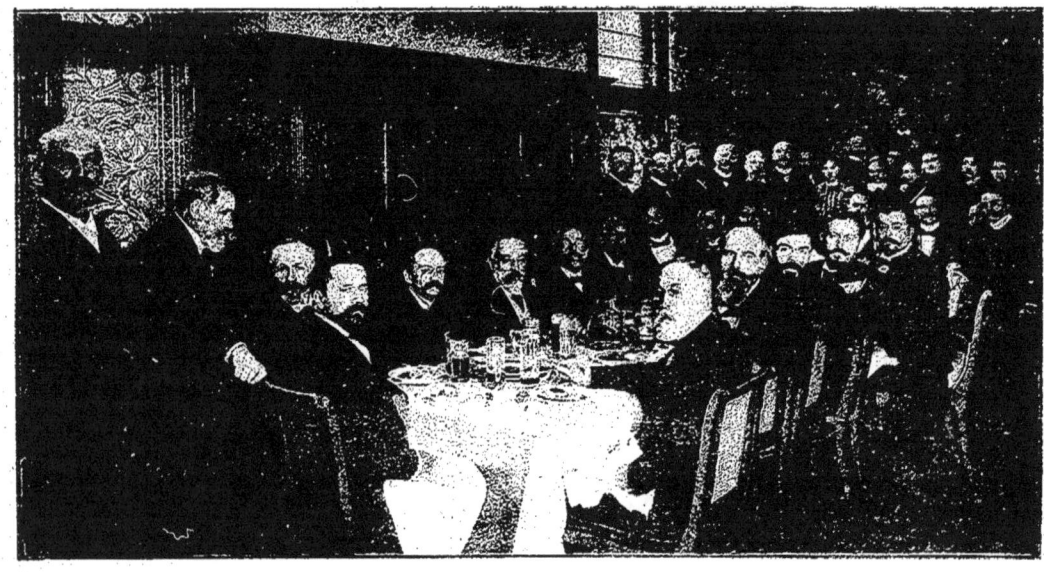

La
Conférence Internationale
CONTRE
LA TUBERCULOSE

BERLIN, 23-26 octobre 1902.

Docteur Léon DERECQ,
Médecin en chef du Dispensaire de l'Œuvre des Enfants tuberculeux,
Médecin de l'Hôpital d'Ormesson.

MACON
IMPRIMERIE GÉNÉRALE, X. PERROUX

1903

La
Conférence Internationale
CONTRE
LA TUBERCULOSE

BERLIN, 23-26 octobre 1902.

Docteur Léon DERECQ.
Médecin en chef du Dispensaire de l'Œuvre des Enfants tuberculeux,
Médecin de l'Hôpital d'Ormesson.

MACON
IMPRIMERIE GÉNÉRALE, X. PERROUX
—
1903

La Conférence Internationale contre la Tuberculose.

BERLIN, 23-26 octobre 1902.

La conférence qui s'est réunie à Berlin le 23 octobre dernier, devait subir le sort commun aux entreprises nouvelles, les critiques devaient se produire sans réserves, sans être fondées, s'exerçant non seulement contre la chose elle-même, mais encore contre ses partisans français.

A ceux-là on fait le reproche d'espérer d'heureux résultats, et aussi d'accorder le crédit de temps nécessaire à la récolte des fruits, promise aux efforts, réunis et méthodiquement utilisés, de toutes les bonnes volontés auxquelles il a été fait appel.

Voilà ce qui se dégage des comptes rendus publiés un peu partout, *des travaux de la conférence internationale*.

Notre Revue n'est pas un organe d'information et de polémique, mais à l'occasion, comme tout périodique, quand la question en vaut la peine, il nous semble être bien dans son programme que de transmettre à ses lecteurs des appréciations réfléchies, et des informations recueillies personnellement. En somme, notre Revue ayant pour but de contribuer à la lutte antituberculeuse, ne peut se désintéresser d'un épisode qui s'est passé dans un pays où l'organisation contre la tuberculose s'est déjà faite formidable, et encore où peuvent être fournies des leçons de choses grandioses, à tous ceux qui cherchent les voies et moyens pour résoudre le terrible problème.

Et puis, on ne peut, sans protester, voir proclamer l'inanité de l'effort et l'avortement de l'entreprise, la déception de l'attente, alors qu'une erreur inspire les appréciations.

On reproche, en effet, à la conférence de Berlin de n'avoir pas produit de résultats immédiats ! de n'avoir pas abouti à des conclusions qui eussent placé définitivement les peuples et leurs Gouvernements bien à leur aise, en face des questions encore à l'étude !

Ceux qui se prononcent ainsi considèrent sans doute que le Bureau International, en réunissant la Conférence de Berlin, a voulu fonder un pseudo-congrès ! Le dire dans une parlotte, cela se pourrait sans rencontrer d'argumentation ; mais l'écrire, c'est répandre une grosse erreur, c'est méconnaître les bases mêmes, — appelons-les, avec les membres du Comité d'initiative — les statuts du Bureau International.

Ils sont clairs, pourtant, et précis, et rien n'autorise à supposer que leur observance ne sera pas rigoureusement pratiquée.

Ils ouvrent une voie large et nouvelle, accessible à tous les chercheurs, et la suivre, c'est peut-être atteindre plus sûrement aux *résultats* tant réclamés.

Les statuts, publiés *en trois langues*, sont explicites, en deux articles.

Article premier. — Le Bureau Central International pour la lutte contre la tuberculose a pour mission de faciliter, par les moyens indiqués à l'article 15, les efforts tentés par les différentes nations pour lutter avantageusement contre la tuberculose. Le Bureau Central a son siège à Berlin.

Art. 15. — Le Bureau Central International pour la lutte contre la tuberculose cherche à réaliser le but qu'il s'est assigné :

1° Par la centralisation continue de toutes nouvelles concernant la lutte entamée par les différentes nations contre la tuberculose ;

2° Par la centralisation de tous documents et matériaux intéressant ce domaine ;

3° En répondant à toute demande de renseignements, émanant d'une personne qualifiée pour cela ;

4° Par des requêtes, dictées par le but poursuivi, aux autorités compétentes ;

5° Par tous autres encouragements à la lutte générale contre la tuberculose, tout particulièrement par la facilitation des recherches, par la publication d'écrits populaires, par l'organisation de conférences et de réunions ;

6° Par la publication d'un périodique, gratuitement servi à tous les membres, rendant compte des travaux du Bureau Central et traitant de toutes les questions qui intéressent la lutte internationale contre la tuberculose.

Ajoutons que la lecture des autres articles offre bien les caractères du désintéressement, et invite à centraliser dans un but d'étude. Des preuves, que nous tenons comme valables, nous ont été déjà fournies. Elles se trouvent dans les actes des membres du Comité d'initiative qui choisirent, proposèrent et firent élire Président de la Conférence, le professeur Brouardel.

Abstraction faite de l'hommage ainsi rendu au savant, à celui qui, en France, prend une part si active et si éclairée à la lutte antituberculeuse, il y a, dans ce choix, un partage voulu, de la direction des travaux de la Conférence réunie par le Bureau International.

Pour ceux qui savent à quel point le professeur Brouardel possède l'art de diriger les travaux techniques d'une assemblée, il est facile de comprendre l'importance de son élection.

Nous croyons savoir qu'elle s'est manifestée, au cours des séances du Conseil particulier, et cela jusqu'à la dernière heure. Se plaçant au-dessus des discussions et des polémistes, il maintint sûrement la Conférence dans les limites qu'elle s'était assignées.

Ce serait à lui qu'appartiendrait le mérite d'avoir réuni la majorité des voix des Membres du Conseil particulier pour obtenir de mettre à l'étude au lieu de trancher hâtivement deux questions capitales, comme l'adoption d'une ou plusieurs langues officielles, et le vote de conclusions prématurées, que nous n'en serions pas étonnés et qu'il faudrait lui en être reconnaissant grandement.

S'il nous a été donné de voir peu de séances de Congrès aussi suivies que celles de la Conférence, nous avons aussi senti plus que jamais, à cette occasion, les entraves apportées aux travaux internationaux par l'emploi de plusieurs langues. A considérer les rapports établis cordialement entre tous les membres de la Conférence, tous passionnés pour la même cause, on ne pouvait soupçonner qu'il y eût des frontières. Mais, elles se révélaient, hélas! durant les séances par l'emploi des diverses langues représentées.

Cependant, fait encore sans précédent, les organisateurs de la Conférence s'étaient assuré le concours d'un de nos compatriotes, polyglotte remarquable, M. Fuster, agréé au Ministre du Commerce, qui sut traduire en français et en anglais les plus importantes communications faites à la Conférence, tant par les représentants du Gouvernement impérial allemand, que par les rapporteurs scientifiques internationaux.

Cette innovation heureuse comporte cependant un inconvénient sérieux en ce sens qu'elle entraîne une certaine perte de temps, si bien que nous souhaitons voir aboutir à l'option d'une ou deux langues officielles.

La langue française fut la seule reconnue officielle dans toutes les conférences diplomatiques qui se réunirent depuis Louis XIV. La jeune conférence internationale imposerait au monde savant qui lui prêtera son concours dans la lutte contre la tuberculose, la convention adoptée par ses devancières diplomatiques qu'elle s'assurerait par cette mesure de plus sérieuses chances d'entente et de vulgarisation internationales.

Plus le domaine scientifique s'accroît, plus le besoin d'une langue scientifique se fait sentir. Des relations fréquentes qui vont périodiquement réunir les Membres du Conseil particulier de la Conférence Internationale contre la tuberculose, pourrait naître une résolution, ou tout au moins une tentative, dans cette voie. Nous le souhaitons vivement, car ce serait là un résultat considérable, et sans doute imprévu des critiques. Enfin, il ne fait pas de doute que les congrès futurs s'inspireraient de l'expérience, l'initiative d'une telle réforme leur étant très difficile à prendre.

Si nous concevons ces espoirs, c'est que nous y sommes encouragés par un ensemble de faits observés ou ressentis durant les heures passées à Berlin. Au congrès de 1899 nous avions pu constater la cordialité des réceptions faites à nos maîtres français et à nous-mêmes. Cette année, ce fut mieux encore, quoi qu'en puissent penser et dire ceux qui prétendent à un bloc enfariné.

Non seulement la cordialité a été évidente, mais encore on eut l'air de reprendre de naturelles et sincères relations de part et d'autre, avec cette nuance en faveur de la

France, que ses représentants furent écoutés avec une déférence bien marquée. Il est vrai que l'on nous reconnaît à l'étranger capables d'idées neuves et originales, si hélas ! on nous conteste en revanche la méthode et la ténacité nécessaires pour la mise en pratique.

Il n'en existe pas moins une grande considération pour la note dominante du caractère français, ce qui valut à certains des délégués français des démonstrations flatteuses.

L'élection à la présidence de la conférence du professeur Brouardel en fut une preuve, le succès avec lequel fut accueillie la communication du professeur Landouzy en fut une autre. Le programme des séances étant très chargé, les membres un peu soucieux de ne pas dépasser les limites du temps qui leur était accordé, résumèrent leurs textes, au lieu de les lire en entier ; c'est ainsi que le professeur Landouzy, un des premiers, improvisa un rapide exposé de la communication « sur l'Éducation Antituberculeuse chez les Enfants » des docteurs A. Weil et Sersiron, qui ont heureusement condensé, dans le texte d'une conférence, toutes les idées générales capables d'être exposées par les éducateurs de l'enfance, et comprises par les jeunes auditeurs.

Au cours de cette conférence, l'intelligence n'est pas seule sollicitée, la mémoire est forcée, pour ainsi dire, par une succession d'images projetées par une lanterne magique, représentant des scènes, démontrant où, comment et pourquoi la tuberculose sévit et peut être évitée etc., et beaucoup d'autres enseignements utiles — en quarante-huit vues.

On ne peut rien imaginer de plus pratique et de plus facile, il me sera seulement permis de dire qu'à mon sens, les enfants pourraient utilement convoquer leurs parents à cette conférence ! Ceux-là y apprendraient un grand nombre de choses, que beaucoup ignorent encore, hélas !

Tous ceux qui s'attendaient à une séance sensationnelle pour clore la conférence ne furent pas déçus. L'ordre du jour comportait en effet une question, qui évoquait le souvenir de la communication retentissante faite par le professeur Koch au dernier congrès de Londres : « La tuberculose humaine et la tuberculose animale. »

Les orateurs inscrits étaient M. Kochler, de Berlin. M. Nocard, d'Alfort, M. Arloing, de Lyon.

On présumait que Koch prendrait aussi la parole, mais il n'était pas inscrit, annoncé par l'ordre du jour! Dérogation à la règle générale, qui est explicable, si on veut, par le fait de l'importance qu'a pris le professeur Koch. Cependant, je ne serai pas le seul à penser, peut-être, qu'il ne se fût diminué aux yeux de personne, s'il avait agi différemment, et *si résolu à lire une communication préparée d'avance*, il s'était laissé inscrire, même à la dernière heure, sur l'ordre du jour, en compagnie des savants, modestes observateurs du règlement.

Maintenant, à y bien songer, la phrase soulignée : *Plusieurs membres prendront part à la discussion*, inscrite à la fin de l'ordre du jour, me donne-t-elle tort ?

Je ne le crois pas, parce que de discussion il n'y en eut pas à vrai dire, tout au moins de la part du professeur Koch, que la plupart des orateurs cependant, argumentaient, reprenant pour cela la thèse soutenue à Londres.

En effet, il vint à la séance, avec son texte prêt d'avance, le lut, sur un ton monotone, sans en changer un terme, sans manifester l'intention de répondre — non aux savants patients qui, depuis Londres, avaient étudié la question — mais même aux faits articulés, aux expériences tentées, répétées, concluantes pour le plus grand nombre.

Est-ce à l'atténuation de ses affirmations, qu'était dû le ton absolument incolore qu'il garda durant sa lecture?

Nous ne savons, mais le contraste fut grand entre son débit, et la dialectique bien timbrée, coulant de source précise du professeur Nocard de l'école d'Alfort, ainsi que l'élégante parole du professeur Arloing de la Faculté de Lyon.

Aussi, sans partialité, on peut dire que les partisans de la doctrine de l'unité de la tuberculose restèrent sous l'impression des deux maîtres français.

Et tandis que le professeur Koch n'est plus si ferme dans ses conclusions, et n'indique pas nettement l'orientation des mesures de prophylaxie qui en découlent, l'immense majorité des auditeurs de la conférence retinrent les propositions énoncées par le professeur Nocard :

1° La tuberculose des animaux de l'espèce bovine est transmissible à l'homme ;

2° C'est surtout en buvant du lait provenant d'une mamelle tuberculeuse que l'homme peut contracter la tuberculose bovine ;

3° Le danger est surtout menaçant pour les personnes dont le lait est la nourriture exclusive ou principale comme les tout jeunes enfants ou les malades soumis au régime lacté ;

4° Il y a donc lieu d'éliminer des étables où l'on produit du lait destiné à la vente toutes les vaches atteintes de mammite tuberculeuse ;

5° On n'atteindra ce résultat qu'en soumettant ces étables à une inspection périodique ;

6° En attendant que cette inspection soit réalisée, il ne faut pas se lasser de répéter au public que le moyen le plus simple et le plus sûr de se mettre à l'abri du danger consiste à faire bouillir le lait avant de le consommer.

Nous aurons à revenir sur les communications concernant plus spécialement l'enfance, quand nous en aurons la publication *in extenso*.

Et, d'autre part, l'abondance des matières nous force à nous limiter aujourd'hui, et cependant il nous reste encore à relater et à préciser des faits importants qui montreront l'attitude du Gouvernement allemand devant les questions qui nous intéressent.

Si je disais que le Gouvernement allemand témoigne d'un intérêt constant à toutes les phases de la lutte entreprise contre la tuberculose, cela serait banal, comme un cliché extrait d'un discours ministériel contemporain.

Ce dire est devenu d'une élasticité telle, que nous estimons devoir mieux renseigner nos lecteurs.

Il est nécessaire qu'ils jugent de ce qui se passe à l'étranger et comparent avec l'indifférence trop longtemps témoignée par nos hommes politiques à l'égard de nos Congrès scientifiques, et en particulier, à ceux qui abordent aussi la question sociale liée à la tuberculose.

Le Congrès tenu à Berlin en 1899 fixa déjà l'opinion des étrangers sur la part prise par le Gouvernement

Impérial allemand dans l'étude des mesures propres à combattre les progrès de la tuberculose populaire.

Les membres de la Conférence Internationale d'octobre dernier ont été à même d'apprécier à quel point tout le Gouvernement allemand s'est préoccupé de la préparation et du succès de la Conférence.

Réceptions offertes aux membres étrangers, séances intallées dans le Parlement Prussien — Landtag, — exposition de tout le matériel perfectionné employé pour les tuberculeux, installée dans les couloirs mêmes du Landtag, visites par train spécial aux sanatoria de Bellitz, de Belzig et de Grabowsoé, banquet *Kolossal* offert à tous les membres de la Conférence, avec attribution d'insignes à chacun d'eux, ministres les plus importants prenant la parole tour à tour, avec autorité, rien ne fut ménagé pour concourir au complet succès, à l'éclat même de cette innovation, de la création de ce Bureau International, qui vient à son heure !

En effet, après s'être fait représenter par son Chambellan, le comte de Kneesebeck, à la première séance où il prononça un discours applaudi, et au banquet final où, dans une improvisation brillante, il parla un français irréprochable, l'Impératrice Augusta-Victoria fit mieux encore. Elle invita à une réception particulière, dans son palais, tous les Présidents des délégations officielles des quinze nations représentées. Mais encore à cette occasion, l'intérêt impérial voulant se manifester ostensiblement, en faveur de tout ce qui touche la question, et de ce qui peut venir de la France, notre ami le docteur Léon-Petit, fut invité à accompagner à la réception le professeur Brouardel, président de la délégation française.

Les œuvres qui concernent l'enfance ont toutes le patronage effectif de l'Impératrice d'Allemagne.

Depuis un an, elle étudiait le fonctionnement de l'*Œuvre des Enfants tuberculeux*, dans un rapport composé par le distingué conseiller Von Billenfeldt, et son désir a été de connaître l'inspirateur de cette grande œuvre française. L'Impératrice se montra particulièrement attentive aux réponses que notre éloquent confrère fit aux questions précises qu'elle voulut bien lui adresser.

Quel chemin parcouru par le conférencier ardent et convaincu, qui commença sa campagne contre la tuberculose il y a seize ans, 15 novembre 1886!

Campagne ininterrompue, du reste, aussi ardente qu'heureuse, puisqu'en 1888, à Saint-Raphaël, à Villeneuve-Saint-Georges, à Bellèmes, à Mortagne, à Mamers, il organisa la campagne contre la tuberculose.

Nous ne lui connaissons pas de devancier; il a mesuré le premier l'étendue du mal social, il l'a fait mesurer aussi par ses auditeurs, chaque jour plus nombreux, quand il l'a dévoilée le premier encore, comme enlevant à notre pays *150 mille habitants par an.*

Sa conférence *Tabac et Phtisie*, est classique à cette heure, et il a secoué bien des indifférences. Quand il qualifia la tuberculose de son nom mérité, de *Péril social*, comme titre d'une de ses conférences, sa parole fit sortir de terre l'Hôpital d'Ormesson, le Dispensaire, l'Hôpital de Villiers-sur-Marne, avec son Pavillon des Enfants de France, les Colonies Agricoles, toutes créations que les étrangers viennent visiter, si nos compatriotes les ignorent, ou ne soupçonnent pas leur importance.

J'admire sans réserve, l'impératrice qui, pénétrée de la grandeur et de la portée de cette œuvre unique, a voulu connaître son instigateur, son organisateur, son patient secrétaire général — depuis quatorze ans.

Cette impartialité de la souveraine, guidée aussi par le dévoué secrétaire général de la conférence Internationale le professeur Pannwitz, méritait d'être louée, et surtout divulguée à nos confrères.

Nous allons, envieux de l'œuvre colossale des Allemands, visiter leurs sanatoria, et ils sont les premiers à déclarer que nos hôpitaux d'enfants phtisiques sont les plus beaux spécimens du genre sanatorium.

J'en excepterai cependant, les installations de Bellitz et de Belzig dont il est grand temps de parler.

Là encore, je devrai admirer sans trouver de grosses critiques. Je dis cela et cependant je m'en tiendrai pour aujourd'hui à l'étude critique d'une innovation, que nous avons tout lieu de croire d'origine allemande, jusqu'à plus ample informé, que nous avons été appelé voir appliquée dans deux sanatoria importants, visités par les membres de la conférence le 24 octobre.

Nous voulons parler d'écrans en toile, placés entre les malades tuberculeux, soignés au sanatorium de Bellitz et de celui de Belzig. C'est au cours de la visite de ce dernier, que nous avons pu prendre une photographie d'une galerie de cure en plein air, occupée par des hommes.

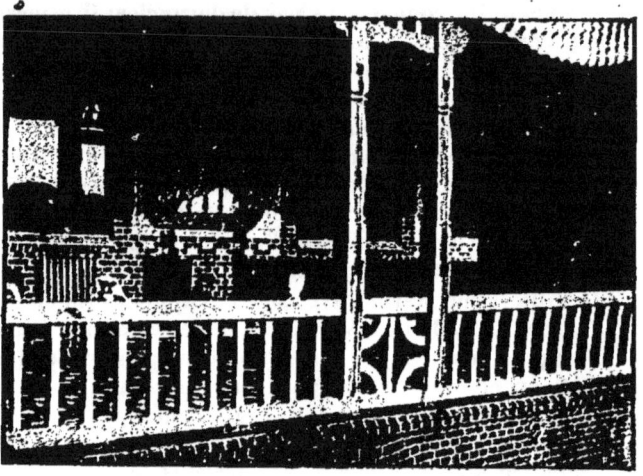

N° 1. SANATORIUM de BELZIG, près de Berlin.
Vue de la cure du premier étage, prise de l'extérieur. Les malades sont isolés de leurs voisins par des écrans mobiles.

Le cliché n° 1 représente la galerie prise de l'extérieur, et permet de se rendre compte de la disposition des écrans. Au moment où nous braquions notre appareil, deux malades quittèrent — par curiosité — la position horizontale, pour demeurer assis sur leur chaise longue, ce qui fut fort heureux, leur isolement n'en apparaissant que mieux.

Le cliché n° 2 est la vue prise en profil de la galerie, on ne voit des chaises longues que les pieds, le reste étant caché par les écrans mobiles en toile, que nous signalons.

Cependant, un malade plus curieux que ses voisins, fait émerger sa tête — bien à propos on l'avouera — soulignant ainsi que l'espace où il se soigne est limité par des murs de toile! Nous avons demandé pour quelles raisons cette mesure nouvelle avait été prise.

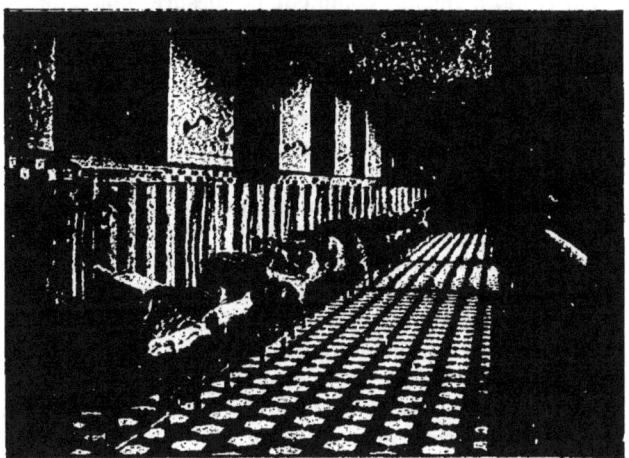

N° 2. GALERIE DE CURE du Sanatorium de Belzig.
Vue prise de l'intérieur.

Elle a pour but, paraît-il, d'intercepter les particules humides, projetées par les malades à l'occasion des accès de toux, particules bacillifères soupçonnées d'aller infecter les voisins de cure!

Nous ne sommes pas suspects de dénigrement envers le sanatorium, nous avons, au contraire, à l'occasion défendu ici même son principe et les applications heureuses de la cure du tuberculeux par la vie hygiéno-diététique. Mais, nous n'avons pu nous défendre d'un sentiment de blâme, qui ne nous semble pas exagéré, contre cette nouvelle forme d'isolement imposée aux malades immobilisés sur les galeries de cure, vivant déjà séparés du monde extérieur.

Isoler un tuberculeux qui se soigne, *qui crache dans son crachoir*, immobilisé à l'air sur une chaise longue, à l'heure où pour toute distraction il n'a que la *conversation*, rompant la monotonie des petits ouvrages et de la lecture des romans; isoler ce tuberculeux de ses proches voisins, tuberculeux avérés eux-mêmes, par des murailles, qui le placent comme dans un box étroit, nous estimons que ce serait condamner cet être-là presque au régime du silence et le prédisposer à un spleen contraire aux fins de la cure.

Du reste, à Belzig, comment la mesure nouvelle est-elle observée? *Les écrans portent sur leurs deux bords les empreintes reconnaissables des mains des malades.*

Afin de voir leurs interlocuteurs immédiatement voisins, ils écartent les écrans, et la consigne matérielle qu'on a dressée à leurs côtés, est ainsi enfreinte à tout instant.

L'isolement par ces écrans nous semblerait encore une superfétation et une contrainte inutilement imposées aux malades, même si le principe du sanatorium ne comportait pas pour tous l'*éducation de la toux*.

Or, sans espérer toutefois sa suppression, on sait que, sauf celle du matin accompagnée d'expectoration, la toux, dans la journée, doit être exceptionnelle, et, pour atteindre ce résultat, le médecin de tout sanatorium doit exercer une constante surveillance sur ses malades et faire leur éducation dès les premiers jours de la cure.

L'introduction des écrans laisserait fâcheusement à supposer qu'il n'en est pas ainsi en Allemagne. Aussi, à notre point de vue, la mesure est mauvaise à tous les égards.

Le bon sens et le temps en feront bonne justice; autrement il faudra nous attendre à voir bientôt les tuberculeux affublés de petites guérites en osier, dissimulés dedans pour faire les cent pas aux heures réglementaires, sur les promenoirs aménagés à l'air libre où les malades apyrétiques sont autorisés à faire un peu d'exercice, de marche lente.

Pour une innovation critiquable, condamnable même à notre sens, il nous a été donné de voir des choses admirables défiant tout reproche.

Puisque nous rendons compte de notre visite, tant au point de vue documentaire qu'à celui de la tuberculose, nous croyons bon de montrer comment les Allemands savent se défendre contre un mal endémique, au prix de quelle organisation, de quels sacrifices.

Nous devons à la présence de M. le Professeur Nocard, à Berlin, d'avoir pris part à une visite des abattoirs de cette ville. Là, une installation considérable est consacrée exclusivement à la surveillance de la viande des porcs consommés à Berlin; de véritables épidémies de trichinose ayant éprouvé la population et la viande de porc étant coupable de propager la trichine, on n'hésita pas devant des mesures de surveillance nécessitant un personnel, un matériel et des crédits importants. Pour en donner une idée, il suffit de savoir que pas un porc n'est consommé sans que sa viande n'ait été l'objet d'examens microscopiques multiples. Or, en moyenne, 800,000 porcs sont abattus par an.

Pour satisfaire à une telle besogne, sont employés quotidiennement trois cents personnes, en nombre égal, des deux sexes, émargeant annuellement chacun quinze cents marks environ.

Nous avons pénétré dans ces services où règne le microscope, puisque chaque préparateur est armé du sien, et nous avons vu de quelles garanties sont entourés les résultats de ces recherches.

En effet, de chaque porc abattu est prélevé cinq fois un centimètre carré de la région musculaire la meilleure. Ces échantillons sont enfermés dans des boîtes portant un numéro matricule qui, au préalable, a été marqué sur la bête.

De chaque échantillon de viande, quatre préparations microscopiques sont faites, puis examinées attentivement. Les préparations offrant un caractère douteux sont soumises en dernier lieu à un examen à la lumière par projections sur un écran.

Un détail montrera l'importance de ces manipulations. Un industriel s'est rendu acquéreur par soumission de tous les morceaux-échantillons ayant subi l'épreuve favorable ; il paye à la ville de Berlin annuellement la somme de 12,000 marks.

Nous ne pouvons nous étendre davantage ici sur la question, sans quoi nous aurions la possibilité de décrire encore de quelle façon les intérêts commerciaux sont sauvegardés, puisque les viandes suspectes, stérilisées et demeurées cependant très comestibles, sont rendues à la consommation.

Nous n'avons eu pour objet que de montrer l'organisation parfaite de la défense de la santé publique par des mesures et des sacrifices exceptionnels. Il nous semble bien que ce court aperçu et les chiffres exacts que nous relatons y suffiraient à eux seuls, si, dans la défense contre la tuberculose, il ne nous restait pas à parler de ce que nous avons vu à Bellitz.

Il ne faudrait pas croire cependant que les circonstances environnantes de notre visite à Bellitz nous aient préparé à l'admiration. Les journées d'octobre sont, en général, maussades dans le climat allemand, et pour qui a visité nombre de sanatoriums, il est aisé de savoir par expérience qu'un temps favorable, ensoleillé, fait mieux valoir l'ensemble des détails de ces établissements placés en pleine nature et pour lesquels un fonds de verdure est un cadre flatteur. Le samedi 25 octobre, qui fut consacré à la visite de Bellitz, fut un jour froid, humide, avec vent, sans soleil. Un train spécial amena les membres de la Conférence en gare de Bellitz dans la matinée. L'entrée du territoire des établissements de Bellitz est à dix minutes à pied de la gare, en suivant la route de Postdam qui divise en deux parties les cent quarante hectares de superficie où ont été édifiés d'un côté un Asile de convalescence, de l'autre un Sanatorium pour tuberculeux. La vue générale du lotissement du terrain, l'ensemble des édifices d'affectations spéciales donne une idée puissante de cette fondation à laquelle nous ne pouvons rien comparer.

Elle est l'œuvre d'un seul architecte, M. Schmieden, elle est soumise à la direction d'un seul, M. Richard-Freund, docteur en droit.

Les seules critiques qui se soient produites au cours de notre visite ont visé le prix de revient qui s'est élevé à treize millions de marks. Il est facile de répondre victorieusement à cela, que prélever treize millions sur un capital d'économies de cent millions, afin d'assister utilement des ouvriers atteints par la maladie est un heureux emploi d'argent d'abord et une œuvre d'une portée sociale considérable.

Actuellement, les deux établissements contiennent six cents lits, mais une sage prévision animant l'architecte, les constructions ont été conçues avec la possibilité de faire des agrandissements au jour nécessaire tout en restant fidèle aux lois de l'hygiène et avec la résolution de permettre l'augmentation du nombre de lits, au lieu de laisser se produire l'encombrement comme nous le voyons avec ses conséquences néfastes dans nos services hospitaliers, en général.

Du choix du terrain sec et sablonneux, de sa distance de la petite ville pas trop grande mais suffisante, de la végétation environnante et de la situation climatérique, rien à dire de particulier; les pays qui environnent Berlin n'offrent pas à choisir de sites plus avantageux les uns que les autres. C'est l'œuvre en elle-même, la perfection de ses détails qui montre le degré atteint dans l'étude des dispositions hygiéniques désirables dans les moindres aménagements d'un sanatorium ou d'une maison de convalescence. Il faut y voir encore une école où les individus apprendront la valeur de l'hygiène quotidienne. Cette manière de considérer certaines installations somptueuses à elle seule peut faire tomber les objections, désarmer les critiques qui ont crié au gaspillage devant des services outillés selon les perfectionnements les plus récents et construits avec les matières premières les plus coûteuses.

Pour moi, je m'imagine que l'installation du premier Hôtel-Dieu dut susciter des critiques semblables de la part de ses premiers visiteurs. On ne va pas jusqu'à dire : « Trop beau pour des gueux », mais on pense uniquement que l'économie peut aller jusqu'à la parcimonie quand il s'agit d'installer des services pour les indigents. Eh bien ! qu'on me permette de dresser devant une telle manière de penser une tout autre manière de voir. J'estime que ces installations sont *des moyens* mis entre les mains *du médecin, de l'hygiéniste*, tout comme les instruments de chirurgie et d'orthopédie dont disposent les chirurgiens, et qu'il n'y a pas lieu de viser à une économie étroite aux dépens de perfectionnements réalisables.

Les services installés *coûteusement* et qui, par conséquent, ont exercé le plus la verve des partisans du bon marché, sont en premier lieu les lavabos, les salles de repos, le pavillon des jeux, et, par-dessus tout, une installation splendide d'hydrothérapie avec les mélangeurs d'eau chaude et froide, des douches sulfureuses, des piscines, des baignoires, etc., c'est-à-dire tous les perfectionnements connus.

Au cours de notre visite à Bellitz, j'entendis répéter

comme fabuleux le chiffre des sommes affectées à toutes ces merveilles, mais il ne me fut pas donné d'entendre évaluer les services qu'elles seraient appelées à rendre.

Peu nombreux sont encore ceux qui attachent tout son prix au traitement du convalescent par exemple. On connaît à ce sujet, un peu, ce que j'en pense, mais je n'ai pas eu encore l'occasion de signaler mes impressions après les visites que j'ai cru devoir faire à de grands établissements de convalescence.

Combien, parmi les membres de la conférence internationale, étaient-ils ceux qui avaient pu comparer ce qui existe pour les convalescents de nos jours avec ce qui a été édifié à Bellitz ? Ceux-là seuls auraient dû se prononcer, car il y a loin entre les installations du passé et celles que l'hygiène réclame.

J'ai vu à Bellitz réaliser tout ce qui manque à nos établissement de convalescence dénués non seulement de confortable, mais encore de tout outillage d'hydrothérapie, de mécanothérapie, de jeux hygiéniques, etc. A Bellitz, la construction consacrée aux jeux a coûté 12,000 marks, celle de l'hydrothérapie centrale, c'est-à-dire indépendante des petites salles de douche attenantes aux chambres des malades non transportables, aurait coûté 80,000 marks.

Si l'on considère les cures merveilleuses obtenues sous la surveillance d'un médecin exercé au moyen des douches, des étuves, des bains sulfureux, des bains de sable, des bains de boue, des douches ascendantes, on peut être sûr que le capital ainsi placé rapportera de gros intérêts en santé publique.

Telle qu'est l'installation de l'hydrothérapie, elle est assurée de plus de cent ans d'usage, elle nous a surpris par ses apparences de thermes romains; mais nous sommes avec son créateur qui a donné à cette thérapeutique toute l'importance qu'elle devait avoir pour les effets physiques et moraux qu'on en peut attendre.

Le vent de scepticisme qui a ruiné l'école élevée dans la vieille thérapeutique faite de drogues et de spécifiques en nous ramenant à la cure hygiénique de repos et de grand air, *uniques moyens*, avait fait tomber les cliniciens dans un excès fâcheux. Qu'on me pardonne le mot, on en était arrivé au système *des bras croisés* en disant au malade :

« Respirez, ne bougez pas et mangez, rien de plus ni mieux n'existe. » Actuellement, non dans l'esprit de remplir la vie du malade, mais comme *traitement*, on ne se contente plus d'errements si simples. Aide-toi, l'hygiène t'aidera. La mise en œuvre de l'hydrothérapie, de la mécanothérapie, des jeux hygiéniques va intervenir pour le grand bien physique et moral de ces classes si particulières de malades auxquelles, la phase aiguë du mal passée, le médecin hygiéniste doit apprendre les règles d'une existence nouvelle selon de saines pratiques.

Que pourrait une description de telles choses ? A peine arriverait-elle à engager les esprits curieux de s'instruire à se rendre où elles se trouvent. J'en sais qui n'ont pas reculé devant la distance à franchir et que leurs connaissances pourtant auraient semblé dispenser et qui cependant ont confessé y avoir appris bien des choses et conçu des progrès nouveaux.

Dans cette chronique nous n'avons pu donner qu'un court aperçu de la pensée des fondateurs de Bellitz. Nous souhaiterions voir dans un grand périodique divulguer tous les détails des constructions, des aménagements hygiéniques, en un mot décrire l'œuvre *Kolossal* pour employer le mot allemand, qui a fait l'admiration de tous ses visiteurs.

Dr L. DERECQ.

www.ingramcontent.com/pod-product-compliance
Lightning Source LLC
Chambersburg PA
CBHW060507200326
41520CB00017B/4937